U0741579

针灸经典医籍必读丛书

针经指南

元·窦汉卿 著

范延妮 田思胜 校注

中国健康传媒集团·北京

中国医药科技出版社

内 容 提 要

　　《针经指南》是由金元时期著名针灸医家窦汉卿所撰写的针灸文集，由元代医家窦桂芳校订、改编，从临床实际出发对腧穴、针刺方法、得气和针刺宜忌等做了重要阐述，在针灸学术发展史上起到了承前启后的重要作用。本书适合中医文献研究者、针灸临床工作者以及中医药院校学生阅读参考。

图书在版编目（CIP）数据

　　针经指南 /（元）窦汉卿著；范延妮，田思胜校注. --北京：中国医药科技出版社，2025.9. --（针灸经典医籍必读丛书）. -- ISBN 978 - 7 - 5214 - 5278 - 5

　　Ⅰ. R245 - 62

　　中国国家版本馆 CIP 数据核字第 2025SY7616 号

美术编辑　陈君杞
版式设计　南博文化

出版　**中国健康传媒集团** | 中国医药科技出版社
地址　北京市海淀区文慧园北路甲 22 号
邮编　100082
电话　发行：010 - 62227427　邮购：010 - 62236938
网址　www.cmstp.com
规格　880×1230mm $^1/_{32}$
印张　$1\,^3/_4$
字数　34 千字
版次　2025 年 9 月第 1 版
印次　2025 年 9 月第 1 次印刷
印刷　大厂回族自治县彩虹印刷有限公司
经销　全国各地新华书店
书号　ISBN 978 - 7 - 5214 - 5278 - 5
定价　**15.00 元**

获取新书信息、投稿、为图书纠错，请扫码联系我们。

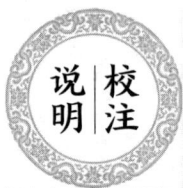

　　《针经指南》是金元时期著名针灸医家、政治家、文学家窦汉卿所撰的针灸文集，后由元代医家窦桂芳校订、改编，作为《针灸四书》中的一种，由燕山活济堂于公元 1312 年刊刻出版。

　　窦汉卿（1196—1280），初名杰，又名默，字子声，金元间广平郡肥乡（今河北肥乡县）人。在针灸医学方面，彰《内经》《难经》之微，钩沉掌隐，勇于创新，对针灸医学有着卓越贡献和深远影响。窦汉卿死后，曾被元世祖封为太师，谥号"文正"，故又被后人称为"窦太师"或"窦文正"。

　　本书共收录窦汉卿针灸论著十二篇，即针经标幽赋、流注通玄指要赋、针经直说、络说、交经辨、气血问答、手足三阴三阳表里支干配合、流注八穴、真言补泻手法、夫妇配合、古法流注、杂忌法；针灸避忌太一之图序、冬至叶蛰宫说二篇出自金大定五卷本《铜人腧穴针灸图经》(简称《铜人图经》)；最后所附针灸杂说则为元代窦桂芳所类次。《针经指南》虽然字数不多，但是内容丰富，从临床实际出发对腧穴、针刺方法、得气和针刺宜忌等做了重要阐述，在针灸学术发展史上起到了承前启后的重要作用。该书对后世徐凤的《针灸大全》、高武的《针灸聚英》、杨继洲的《针灸大成》、吴崑的《针方六集》等都有较大影响。这些医籍有的诠释《针经标幽赋》，有的注解《子午流注针法》，有的阐释了"八脉八穴"按时取穴理论，是对《针经指南》的重要传承和发展。

《针经指南》原燕山活济堂刊本已不存。国内现存《针灸四书》刊本为天一阁藏本，残缺较多。本书以《针灸四书》明成化八年刊本中《新刊窦汉卿编集针经指南》为底本。《普济方·针灸门》引录《针经指南》全文，所据为元刊本，故以此作为主要校本。其他与窦汉卿相关的文献资料，如罗天益的《卫生宝鉴·针法门》、王国瑞的《针灸玉龙经》(简称《玉龙经》)，以及引录《针经指南》文字的书籍，如明代楼英的《医学纲目》、徐凤的《针灸大全》、高武的《针灸聚英》等都作为他校资料。校勘原则如下。

1. 原书的繁体字、异体字、通假字，均改为现代标准简化字。

2. 底本与校本有异，而文义均通者，不出校，悉从底本。

3. 底本与校本有异，属底本讹误，均予以校补，出注说明。

4. 底本目录与正文内容有异者，互据增补，出注说明。

5. 对古今字，凡能明确其含义者，均以今字律齐，如"内"与"纳"、"已"与"以"、"鬲"与"膈"或"隔"、"甲"与"胛"、"支"与"肢"等。

6. 对"腧""输""俞"三字的用法，按照今义书写。

7. 凡属书名、篇名，一律加书名号，不出注。

8. 由于版式变更，原书中的方位词，如"左""右"等均改为"下""上"，不出注。

9. 对正文中夹叙夹议者，注文均小一号字。所有图表均按原书编排。

限于各方面的条件，虽已尽力畅达文意，仍难免有疏漏之处，敬请读者指正。

校注者
2025 年 6 月

《针经指南》序

　　夫医者以愈疾为良，其愈疾之理，莫妙乎针。故知针者，有决病之功，立效之能。且夫学针之士，宜审而刺之，莫纵臣瞻，妄为施设，非徒无益，而又害之。要在定孔穴以精于心，是以取神功而应于手，信知除疴见于目下，决病在于手中。是以轩岐开端，越人知要，《素问》隐其奥，《难经》彰其妙，况为针者，岂曰小补之哉。谨题。

　　人受阴阳以生，一岁之日有三百六十五，肢节亦分三百六十有五穴，象周天之度也。若稽古神圣成天之功，立民之命，爰作针法。针某穴，疗某病，手得之，心应之，非天下之至神，孰能与于此，卢扁尚矣，此法罕传。余先人心友窦先生，以针法活人甚多。尝著八穴真经，演之为论为赋，钩深索隐，披泄玄蕴。后学之士，得此一卷书而熟读之者，思过半矣。

　　余于壬辰冬，被旨来南，遍历闽中诸郡，求其所谓针法者，皆不获。旧箧中得先生之遗书，敬用锓梓，以广其传。先生名杰，字汉卿，古洺肥乡人，官至太师，以医学传于世云。

时元贞元年岁次乙未良月，成和郎福建等
处官医提举燕山朱良能致之序

目　录

针经标幽赋

拯救之法，妙用者针。察岁时于天道，定形气于予心。春夏瘦而刺浅，秋冬肥而刺深。不穷经络阴阳，多逢刺禁；既论脏腑虚实，须向经寻。原夫起自中焦，水初下漏。太阴为始，至厥阴而方终；穴出云门，抵期门而最后。正经十二，别络走三百余支；正侧偃伏，气血有六百余候。手足三阳，手走头而头走足；手足三阴，足走腹而胸走手。

要识迎随，须明逆顺；况乎阴阳，气血多少为最。厥阴太阳，少气多血；太阴少阴，少血多气；而又气多血少者，少阳之分；气盛血多者，阳明之位。先详多少之宜，次察应至之气。轻滑慢而未来，沉涩紧而已至。既至也，量寒热而留疾；未至者，据虚实而痔气。气之至也，若鱼吞钩饵之浮沉；气未至也，似闲处幽堂之深邃。气速至而效速，气迟至而不治。

观夫九针之法，毫针最微，七星可应，众穴主持。

本形金也，有蠲邪扶正之道；短长水也，有决凝①开滞之机。定刺象木，或斜或正；口藏比火，进阳补羸。循机扪而可塞以象土，实应五行而可知。然是一寸②六分，包含妙理；虽细桢于毫发，同贯多歧。可平五脏之寒热，能调六腑之虚实。拘挛闭塞，遣八邪而去矣；寒热痛痹，开四关而已之。凡刺者，使本神朝而后入；既刺也，使本神定而气随。神不朝而勿刺，神已定而可施。定脚处，取气血为主意；下手处，认水木是根基。天地人三才也，涌③泉同璇玑百会；上中下三部也，大包与天枢地机。阳跷阳维并督脉，主肩背腰腿在表之病；阴跷阴维任带冲，去心腹胁肋在里之疑。二陵二跷二交，似续而交五大；两间两商两井，相依而列两支。足见取穴之法，必有分寸；先审自意，以观肉分。或伸屈而得之，或平直而安定。在阳部筋骨之侧，陷下为真，在阴分郄腘之间，动脉相应。取五穴用一穴而必端；取三经使④一经而可正。头部与肩部详分，督脉与任脉异定。

　　明标与本，论刺深刺浅之经；住痛移疼，取相交相贯之径。岂不闻脏腑病，而求门海俞募之微；经络滞，而求原别交会之道。更穷四根三结，依标本而刺无不

---

① 凝：原作"疑"，据《玉龙经》《普济方》《医学纲目》改。
② 一寸：原作"一十"，据改同上。
③ 涌：原作"可"，据《玉龙经》《普济方》《医学纲目》《针灸大全》改。
④ 使：《玉龙经》《普济方》同。《医学纲目》《针灸大全》作"用"。

痉；但用八法五门，分主客而针无不效。八脉始终连八会，本是纪纲；十二经络十二原，是为枢要。一日刺六十六穴之法，方见幽微；一时取十二经之原，始知要妙。

原夫补泻之法，非呼吸而在手指；速效之功，要交正而识本经。交经缪刺，左有病而右畔取；泻络远针，头有病而脚上针。巨刺与缪刺各异，微针与妙刺相通。观部分而知经络之虚实，视沉浮而辨脏腑之寒温。且夫先令针耀而虑针损；次藏口内而欲针温。目无外视，手如握虎；心无内慕，如待贵人。左手重而多按①，欲令气散；右手轻而徐入，不痛之因。空心恐怯，直立侧而多晕；背目沉掐，坐卧平而没昏。推于十干十变，知孔穴之开合；论其五行五脏，察日时之旺衰。伏如横弩，应若发机。

阴交阳别，而定血晕；阴跷阴维，而下胎衣。痹厥偏枯，迎随俾经络接续；漏崩带下，温补使气血依归。静以久留，停针候之。必准者，取照海治喉中之闭塞；端的处，用大钟治心内之呆痴。大抵疼痛实泻，痒麻虚补。体重节痛而俞居，心下痞满而井主。心胀咽痛，针太冲而必除；脾痛胃疼，泻公孙而立愈。胸满腹痛刺内关，胁疼肋痛针飞虎。筋挛骨痛而补魂门；体热劳嗽而

---

① 多按：《普济方》中为"勿按"，与针灸临床实践不符。据《玉龙经》《针灸大全》改为"多按"。

泻魄户。头风头痛，刺申脉与金门；眼痒眼痛，泻光明与地五①。泻阴郄止盗汗，治小儿骨蒸；刺偏历利小便，医大人水蛊。中风环跳而宜刺，虚损天枢而可取。由是午前卯后，太阴生而疾温；离左酉南，月死朔而速冷。循扪弹怒，留吸母而②坚长；爪下伸提，疾呼子而嘘短。动退空歇，迎夺右而泻凉；推纳进搓，随济左而补暖。慎之大患危疾，色脉不顺而莫针；寒热风阴，饥饱醉劳而切忌，望不补而晦不泻，弦不夺而朔不济。精其心而穷其法，无灸艾③而坏其肝④；正其理而求其原，免投针而失其位。避灸处而和四肢，四十有九；禁刺处而除六俞⑤，二十有二⑥。抑又闻高皇抱疾未瘥，李氏刺巨阙而得苏；太子暴死为厥，越人针维会而复醒。肩井、曲池，甄权刺臂痛而复射；悬钟、环跳，华佗刺躄足而立行。秋夫针腰俞，而鬼免沉疴；王纂针交俞，而妖精立出。刺肝俞与命门，使瞽士视秋毫之末；取少阳与交别，俾聋夫听夏蚋之声。

嗟夫！去圣逾远，此道渐坠。或不得意而散其学，

---

① 地五：原作"第五"。据《针灸大全》改为"地五"，即地五会穴。
② 而：《玉龙经》《医学纲目》为"以"，据《普济方》《针灸大全》改。
③ 灸艾：原作"究艾"，据《玉龙经》《医学纲目》《针灸大全》改。
④ 肝：据《普济方》改。《玉龙经》作"皮"，《医学纲目》作"肌"，《针灸大全》作"身"。
⑤ 俞：原作"愈"，据《玉龙经》《医学纲目》《针灸大全》《普济方》改。
⑥ 二十有二：据《针灸大全》改。《普济方》《医学纲目》作"三十二"，《玉龙经》作"一十二"。

或衍①其能而犯禁忌。愚庸志浅，难契于玄言；至道渊深，得之者有几？偶述斯言，不敢示诸明达者焉，庶几乎童蒙之心启。

流注通玄指要赋

望闻问切，推明得病之原；补泻迎随，揭示用针之要。予于是学，自古迄今，虽常覃思以研精，竟未钩玄而索隐。俄经传之暇日，承外舅之训言，云及世纷，续推兵扰。其人也，神无依而心可定；可病之，精必夺而气必衰。兼方国以乱而隔殊，医物绝商而那得。设方有效，历市无求。不若砭功，立排疾势。既已受教，遂敏求师，前后仅十七年，无一二真个辈。后避屯于蔡邑，方获诀于李君，斯人以针道救疾也，除疼痛于目前，愈瘵疾于指下。信所谓伏如横弩，应若发机，万举万全，百发百中者也。加以好生之念，素无窃利之心。尝谓予曰：天宝不付于非仁，圣道须传于贤者。仆不自揆，遂伸有求之恳，获垂无吝之诚。授穴之所秘者，四十有三；疗疾而弗瘳者，万千无一。遂铭诸心，而著之髓，务拯其困，而扶其危，而后除疼痛迅若手拈，破结聚涣如冰释。夫针者也，果神矣哉！然念兹穴俞而或忘，借其声律则易

---

① 衍：《玉龙经》作"炫"。

记。辄裁八韵，赋就一篇。讵敢匿于己私，庶共传于同志。壬辰重九前二日谨题。①

必欲治病，莫如用针，巧运神机之妙，工开圣理之深。外取砭针，能蠲邪而扶正；中含水火，善回阳而倒阴。

原夫络别支殊，经交错综，或沟池溪谷以歧异，或山海丘陵而隙共。斯流派以难揆，在条纲而有统。理繁而昧，纵补泻以何功；法捷而明，曰②迎随而得用。

且如行步难移，太冲最奇。人中除脊膂之强痛，神门去心性之呆痴。风伤项急，始求于风府；头晕目眩，要觅于风池。耳闭须听会而治也，眼痛则合谷以推之。胸结身黄，取涌泉而即可；脑昏目赤，泻攒竹以偏宜。

但见苦两肘③之拘挛，仗曲池而平扫。牙齿痛吕细堪治，头项强承浆可保。太白宣导于气冲，阴陵开通于水道。腹膜而胀，夺内庭以休迟；筋转而疼，泻承山而在早。

大抵脚腕痛，昆仑解愈；股膝疼，阴市能医。痫发颠狂兮，凭后溪而疗理；疟生寒热兮，仗间使以扶持。期门罢胸满血膨而可已，劳宫退胃翻心痛以何疑。稽夫

---

① 此篇题记，底本脱，据《卫生宝鉴》《普济方》录于此处。
② 曰：《卫生宝鉴》《普济方》《医学纲目》作"自"，《针灸大全》作"必"。
③ 肘：原作"肋"，据《卫生宝鉴》《普济方》《针灸大全》改。

大敦去七疝之偏疼①，王公谓此；三里却五劳之羸瘦，华佗言斯。

固知腕骨祛黄，然骨②泻肾。行间治膝肿目疾，尺泽去肘疼筋紧。目昏不见，二间宜取；鼻室无闻，迎香可引。肩井除两臂③难任，攒竹④疗头疼不忍。咳嗽寒痰，列缺堪治；眵䁾冷泪，临泣尤准。髋骨⑤将腿痛以祛残，肾俞把腰疼而泻尽。以见越人治尸厥于维会，随手而苏；文伯泻死胎于阴交，应针而殒。

圣人于是察麻与痛，分实与虚，实则自外而入也，虚则自内而出欤⑥。以故济母而裨其不足，夺子而平其有余。观二十七之经络，一一⑦明辨；据四百四之疾证，件件皆除。故得夭枉都无，跻斯民于寿域；几微已判，彰往古之玄书。

抑又闻心胸病，求掌后之大陵；肩背患，责肘前之三里。冷痹肾余，取足阳明之土；连脐腹痛，泻足少阴之水。脊间心后者，针中渚而立瘥；胁下肋边者，刺阳陵则即止。头项痛，拟后溪以安然；腰脚疼，在委中而已矣。夫用针之士，于此理苟明者焉，收祛邪之功而在

---

① 偏疼：据《普济方》《医学纲目》改。《卫生宝鉴》《针灸大全》作"偏坠"。
② 然骨：原作"揲骨"，据《卫生宝鉴》《普济方》改。
③ 两臂：《卫生宝鉴》《普济方》作"两胛"。
④ 攒竹：据《医学纲目》《针灸大全》改。《卫生宝鉴》《普济方》作"丝竹"。
⑤ 髋骨：原作"髋骨"，据《卫生宝鉴》《普济方》改。
⑥ 欤：原作"於"，据《卫生宝鉴》改。
⑦ 一一：原作"一以"，据《卫生宝鉴》《医学纲目》《针灸大全》改。

乎捻指。

针经直说[①]

手太阳小肠经：踝中腕骨是也。肩解背后缝是也。

手阳明大肠经：上柱骨缺盆外横骨是也。顣颧外是也。颧谓顑骨也。

足厥阴肝经：足跗足面是也。胁腋下是也。腘屈心是也。颠顶头心是也。人迎气额上两旁动脉是也。股大腿是也。督脉从人中入颠下项枕是也。

足少阳胆经：颊车宁车卷两二穴是也。髀厌膝下腿上节处是也。辅骨膝外是也。绝骨外踝上是也。三毛大趾上三毛是也。马刀挟瘿胳肘[②]底疙瘩是也。

足少阴肾经：腨内腿肚是也。痿厥节弱是也。

手少阴心经：锐骨掌下节骨是也。

手厥阴心包络经：心包包裹心之肉是也。大动心动是也。

手太阴肺经：胃口[③]贲门是也。腋下臑内臂节是也。

足太阳膀胱经：髆肩[④]后是也。膂脊内旁肉是也。髀枢

---

① 针经直说：此处"针经"为王惟一《铜人腧穴针灸图经》一书。
② 胳肘：此二字据《普济方》补。
③ 胃口：原作"骨口"，据《普济方》改。
④ 肩：原作"脊"，据《普济方》改。

髀骨节是也。

足阳明胃之经：颐①后下廉颐下周环是也。乳内廉乳内中间是也。贲响腹胀气上撞是也。上曰膺，下曰胸。骭②骨胻骨是也。身以前只是身前身后也；又曰面前背后是也。

手少阳三焦经：膻中胸乳之间是也。

足太阴脾经：核骨孤拐骨是也。胻骨胫足骨是也。得后大便是也。与气下气是也。

若拟得与下气注解为说文理，反害经意，不可宗则。王冰之解《素问》，后之明者，多有议论取舍，岂止此一云焉。

络说

络一十有五，有横络，有丝络，一万八千，有孙络，不知其纪。

络穴说

络穴正在两经中间，假令立身叉手取之，大指次指端尽处，手腕后高骨缝间列缺是也。内为手太阴肺经，外为手阳明大肠经，列缺斜交两经之中。若刺络穴，表里皆治，他皆仿此。

---

① 颐：原作"头"，据《普济方》改。
② 骭：原作"肝"，据《普济方》改。

络穴辨

流注六十六穴内，无此一十五络穴，一十二经，每经络各有一络穴，外有三络穴：阳跷络在足太阳经，阴跷络在足少阴经，脾之大络在足太阴络，此一十五络穴之辨也。

交经辨

足厥阴肝经上内踝八寸，交出足太阴脾经之后，足太阴脾经，却交出足厥阴肝经之前。

气血问答

予问：脉之理果是气耶，果是血耶？答曰：气血之波澜，身体之橐籥，此说特未契理。脉者陌也，魂魄之生，气血之府也，天地之祖，万物之宗，此说极有气味，吾常拟此。予问：经之理，果何意耶？答曰：经者气血经历之路也，故曰经。予问：身寸之寸拟何寸为寸？答曰：以中指大指相屈如环，取内侧纹两角为寸，各随大小取之。问：手太阴经起自肺何耶？答曰：食入于胃，输精于脾，播气于肺，此之谓也。问曰：周身之穴各有两，如补泻时只刺病所，两穴俱刺耶？答曰：不然，随病左右而补泻之，左则左补泻，右则右补泻。问曰：何为络？答曰：横者为络，络穴一十有五。问：《针经》云，灸几壮，针讫而复灸何也？答曰：针则针，灸则灸，若针而弗灸，若灸而弗针。问曰：荣卫之理果何为耶？答曰：《难经》云，血为荣，气为卫，荣行脉中，卫行脉外。问：捻针之法有左有右，何谓之左？何谓之右？答曰：以大指次指相合，大指往上进，谓之左；大指往下退，谓之右。如纳针时须索一左一右。

手足三阴三阳表里支干配合

（系昼夜百刻十二时定体之图说）

手太阴肺经配手阳明大肠经相为表里 *（立手为上）*

手太阴肺经，五穴为阴穴，大指内侧角起：少商、鱼际、太渊、经渠、尺泽。肺属金，在支为未，在干为辛。

手阳明大肠经，六穴为阳穴，从大指次指内侧角起：商阳、二间、三间、合谷、阳溪、曲池。大肠属金，在支为卯，在干为庚，此之谓阴阳表里支干配合也。

手厥阴心包络经配手少阳三焦经相为表里 *（立手为中）*

手厥阴心包络经，五穴为阴穴，从中指之端起：中冲、劳宫、大陵、间使、曲泽。心包属火，在支为巳，在干为乙。

手少阳三焦经，六穴为阳穴，从小指之端去爪甲角起：关冲、液门、中渚、阳池、支沟、天井。三焦属火，在支为寅，在干为甲，此之谓阴阳表里支干配合也。

手少阴心经配手太阳小肠经相为表里（立手为下）

手少阴五穴为阴穴，从小指内侧角起：少冲、少府、神门、灵道、少海。心属火，在支为午，在干为丁。

手太阳小肠经，六穴为阳穴，从小指之端去爪甲分起：少泽、前谷、后溪、腕骨，《普济方》有"阳谷穴"、小海。小肠属火，在支为辰，在干为丙，此之谓阴阳表里支干配合也。

足厥阴肝经配足少阳胆①经相为表里

足厥阴肝经上内踝八寸，交出太阴之后，此所谓交经五穴为阴穴，从足大趾端起：大敦、行间、太冲、中封、曲泉。肝属木，在支为亥，在干为乙。

足少阳胆经，六穴为阳穴，从小趾次趾之端起：窍阴、侠溪、临泣、丘墟、阳辅、阳陵泉。胆属木，在支为申，在干为甲，此之谓阴阳表里支干配合也。

---

① 胆：原无此字，据《普济方》补。

足太阴脾经配足阳明胃经相为表里

足太阴脾经，却交入厥阴之前，五穴为阴穴，从大趾内侧端起：隐白、大都、太白、商丘、阴陵泉。脾属土，在支为丑，在干为己。

足阳明胃经，六穴为阳穴，从足大趾之端起：厉兑、内庭、陷谷、冲阳、解溪、三里。胃属土，在支为酉，在干为戊，此之谓阴阳表里支干相配合也。

足少阴肾经配足太阳膀胱经相为表里

足少阴肾经，五穴为阴穴，从足心陷中起：涌泉、然谷、太溪、复溜、阴谷。肾属水，在支为子，在干为癸。

足太阳膀胱经，六穴为阳穴，从小趾外侧起：至阴、通谷、束骨、京骨、昆仑、委中。膀胱属水，在支为戌，在干为壬，此之谓阴阳表里支干相配合也。

此手足三阴三阳，十二经、六十六穴，井荣俞经合，配金木水火土，经络流注，或交，或正，表里内外，支干配合，诸家针经图说，分析讲解，故从而述其大概。质之于先生而证之，力所不逮，理所未同，复被教诲指诀，仅得泮然冰解，沛然川决，胸臆有学问，幸不致相自矛盾。凡刺孔穴，各有所据经络，究所系疾证，日辰禁忌，虚实补泻，不可不察，深明经之分，孔穴所在，如此者，百无一殆。

手少阳①三焦经，手厥阴心包络经直说

手少阳三焦经，诸阳气之父，属腑。

手厥阴心包络经，诸阴血之母，属脏。

流注八穴

序

交经八穴者，针道之要也。然不知孰氏之所述，但序云：乃少室隐者之所传也。近代往往用之弥验。予少时尝得其本于山人宋子华，子华以此术行于河淮间四十一年。起危笃患，随手应者，岂胜数哉！予嗜此术，亦何啻伯伦之嗜②酒也，第恨斯学之初，心术未偿，手法未成，而兵火荐至，家藏图籍与其的本悉亡之，今十五年矣，切求而莫之获。近日得之于铜台碑字王氏家，其本悉如旧家所藏，但一二字讹及味之，亦无所害矣。予复试此，一一精捷，疾莫不瘳。苟诊视之，明俾上下合而攻之，如会王师，擒微奸，捕③细盗，虽有不获者，

---

① 少阳：原作"太阳"，据《普济方》改。
② 嗜：原作"洒"，据《普济方》改。
③ 捕：原作"补"，据《普济方》改。

寡矣。噫！神乎哉是术也，今得之，亦天之厚予于是①者，多矣。然予之所嗜，非欲以借此而私己之为也，盖欲以民生举无痒疴疾痛，痀羸残瘵之苦而为之也。惟学者亦嗜是焉如是②，非予所敢知也。

时丙午岁重阳有二日窦汉卿③序

八穴交会

公孙_{通冲脉}
内关_{通阴维}　　　}　合于胸心胃

临泣_{通带脉}
外关_{通阳维}　　　}　合于目锐眦耳后颊颈肩缺盆胸膈④

后溪_{通督脉}
申脉_{通阳跷}　　　}　合于内眦颈项耳户⑤膊小肠膀胱⑥

列缺_{通任脉}
照海_{通阴跷}　　　}　合于肺及肺系喉咙胸膈

定八穴所在

公孙二穴，足太阴脾之经。在足大趾内侧本节后，

---

① 于是：原作"于嗜"，据《普济方》改。

② 如是：原作"非如是"，据《普济方》改。

③ 窦汉卿：原作"窦肥卿"，今改正。

④ 缺盆胸膈：据《普济方》补此四字。

⑤ 户：原作"眉"，据《普济方》《针灸聚英》改。

⑥ 膊小肠膀胱：据《普济方》《针灸大全》补。

一寸陷中。令病人坐蜷两足底，相对取之。合内关穴。

内关二穴，手厥阴心之经，在手掌后二寸。令病人稳坐，仰①手取之。独会。

临泣二穴，足少阳胆之经，在足小趾次趾本节后一寸陷中。一云：去侠溪一寸五分。令病人垂足取之。亦合于外关。

外关二穴，手少阳三焦经，在手腕后二寸，别起心主。令病人稳坐，覆手取之。独会。

后溪二穴，手太阳小肠之经，在手小指外侧本节后陷中。令病人稳坐，覆手取之。合申脉。

申脉二穴，足太阳膀胱经，在足外踝下赤白肉陷中。令病人垂脚坐取之，侧卧取亦得。合于后溪穴。

照海二穴，足少阳肾之经，在足内踝下赤白肉际陷中。令病人稳坐，足底相对取之。合列缺。

列缺二穴，手太阴肺之经，在手腕后一寸半。两手相叉指头尽处，筋骨罅间是。合照海。

八穴主治症

公孙穴主治二十七证

| 九种心痛 | 心胃 |
| 痰膈涎闷 | 心胃 |

---

① 仰：原作"抑"，据《普济方》《针灸大全》改。

脐腹痛并胀	三焦胃
胁肋疼痛	心脾
产后血迷	心主
胎衣不下	小肠胃
泄泻不止	大肠胃
疝气疼痛	心胃
里急后重	大肠三焦
伤寒结胸	小肠心
水膈酒痰	肝胃
中满不快反胃呕吐	胃
腹胁胀满痛	脾胃
肠风下血	大肠包络
脱肛不收（大人小儿）属	大肠肺
气膈	心肺
食隔不下	胃脾
食积疼痛	胃脾
癖气并小儿食癖	小肠心主
儿枕痛	小肠三焦
酒癖	胃三焦
腹鸣	小肠胃
血刺痛	肝脾
小儿脾泻	脾肾
泻腹痛	大肠胃

胸中刺痛	心
疟疾心痛	心包络

上件病证，公孙悉主之。先取公孙，后取内关。

内关二穴主治二十五证

中满不快	心胃
伤寒不解	心主
心胸痞满	肝胃
吐逆不定	脾胃
胸满痰膈	肺心
腹痛	胃
泄泻滑肠	大肠
酒痰膈痛	心主
米谷不化	胃
横竖痃气	肝胃
小儿脱肛	大肠肺
九种心痛	心主胃
胁肋痛	肝胆
妇人血刺痛	肝
肠鸣	大肠
积块痛	肝脾
男子酒癖	脾肺
水膈并心下痞痛	脾胃
气膈食不下	胃心肺

腹肋胀痛	脾胃心主
肠风下血	大肠
伤寒结胸	胃
里急后重	小肠
食膈不下食	心主胃
疟疾寒热	胆

上件病证，内关悉主之。

临泣穴主治二十五证

足跗肿痛	胃
手足麻	小肠三焦
手指颤掉	肝心主
赤眼并冷泪	膀胱
咽喉肿痛	三焦
手足挛急	肝肾
胁肋痛	胆
牙齿痛	胃大肠
手足发热	胃心主
解利伤寒	膀胱
腿胯痛	胆
脚膝肿痛	胃肝
四肢不遂	胆
头风肿	膀胱
头项肿	膀胱

浮风搔痒	肺
身体肿	肾胃
身体麻	肝脾
头目眩晕	膀胱
筋挛骨痛	肝胃
颊腮痛①	大肠
雷头风	胆
眼目肿痛	肝心
中风手足不举②	肾
耳聋	肾胆

上件病证,临泣悉主之。先取临泣,后取外关。

外关二穴主治二十七证

肢节肿痛	肾
臂膊冷痛	三焦
鼻衄	肺
手足发热	三焦③
手指节痛不能屈	三焦
眉棱中痛	膀胱
手足疼痛	胃
产后恶风	肾胃

---

① 颊腮痛：原缺，据《普济方》补。
② 举：原缺，据《普济方》补。
③ 三焦：原作"三笃"，据《普济方》改。

伤寒自汗	胃肺
头风	膀胱
四肢不遂	胆胃
筋骨疼痛	肝肾
迎风泪出	肝
赤目疼痛	肝心
腰背肿痛	肾
手足麻痛并无力	胃
眼肿	心
头风掉眩痛	膀胱
伤寒表热	膀胱
破伤风	胃肝
手臂痛	大肠三焦
头项痛	小肠
盗汗	心主
目翳或隐涩	肝
产后身肿	胃肾
腰胯痛	肾
雷头风	胆

上件病证，外关悉主之。

后溪二穴主治二①十四证

手足挛急	肝
手足颤掉	肝三焦
头风痛	三焦膀胱
伤寒不解	膀胱
盗汗不止	肺②心
中风不语	包络肝
牙齿痛	胃大肠
癫痫吐沫	胃
腰背强痛	肾
筋骨痛	肝胃
咽喉闭塞	肾肺胃
腮颊肿痛	胃小肠
伤寒项强或痛	膀胱
膝胫肿痛	肾
手足麻	胃
眼赤肿	肝心
伤寒头痛	膀胱
表汗不出	肺胃
冲风泪下	肝胆

---

① 二：原作"一"，据《普济方》《针灸大全》《针灸聚英》改。
② 肺：原作"肿"，据《普济方》改。

破伤风搐	肝
产后汗出恶风	肺
喉痹	肾①肝
脚膝腿痛	胃
手麻痹	大肠

上件病证，后溪悉主之。先取后溪，后取申脉。

申脉二穴主治二十五证

腰背强痛	膀胱
肢节烦痛	肾肝
手足不遂	胃胆
伤寒头痛	膀胱
身体肿满	胃
头面自汗	胃
癫痫	肝
目赤肿痛	膀胱
伤风自汗	胃
头风痒痛	胆
眉棱痛	膀胱
雷头风	胆
手臂痛	大肠
臂冷	三焦

---

① 肾：原作"用"，据《普济方》改。

产后自汗	肾
鼻衄	肺
破伤风	肝
肢节肿疼	肾肝
腿膝肿痛	胃
耳聋	肾
手足麻	胆
吹奶	胃
洗头风	膀胱
手足挛	肝肾
产后恶风	肾

上件病证，申脉悉主之。先取申脉，后取后溪。

列缺穴主①治三十一证

寒痛泄泻	脾
妇人血积痛或败血	肝
咽喉肿痛	胃
死胎不出及衣不下	肝
牙齿肿痛	胃大肠
小肠气撮痛	小肠
胁癖痛	肝肺
吐唾脓血	肺

---

① 主：原缺，据《普济方》补。

咳嗽寒痰	肺
痃气	胃
食噎不下	胃
脐腹撮痛	脾
心腹痛	脾
肠鸣下痢	大肠
痔痒痛漏血	大肠
腹痛①泻痢	脾
产后腰痛	肾肝
产后发狂	心
产后不语	心包络
米谷不化	脾肾
男子酒癖	胃肝
乳痈肿痛	胃
妇人血块	肝肾
温疟不瘥	胆
吐逆不止	脾胃
小便下血	小肠
小便不通	膀胱
大便闭塞	大肠
大便脓血	大肠

---

① 腹痛：原作"心痛"，据《普济方》改。

胸膈痛痞	心胃
诸积聚痰膈	心胃

上件病证，列缺悉主之。先取列缺，后取照海。

照海二穴主治二十九证

喉咙闭塞	胃
小腹冷痛	肾肝
小便淋涩并不通	膀胱
妇人血晕	肺肾
膀胱气痛	膀胱
胎衣不下	肾
脐腹痛	脾
小腹①胀满	小肠
肠癖下血	大肠
饮食不纳反胃吐食	胃
男子癖并②酒积	肺肝
肠鸣下痢腹痛	大肠
中满不快	胃
食不化	胃
妇人血积	肾心③
儿枕痛	胃肝

---

① 小腹：原作"小肠"，据《针灸聚英》改。

② 癖并：原作"血气"，据《普济方》改。

③ 肾心：原作"肾心主"，据《针灸聚英》改。

难产	肾肝
泄泻	脾
呕吐	胃
酒积	脾
疝气	胃
气块	脾肝肾
酒癖	胃肝
气膈	心主
大便不通	大肠
食劳黄	脾胃①
肠风痒	大肠
癖痛	肝肺
足热厥	心主

上件病证，照海悉主之。先取照海，后取列缺。

上法先刺主证之穴，随病左右上下所在取之，仍循扪导引，按法祛除，如病未已，必求合穴；未已，则求之须要停针待气，使上下相接，快然失②其所苦，而后出针。

---

① 脾胃：原缺，据《普济方》补。
② 失：原作"先"，据《普济方》改。

真言补泻手法

补法

左手揥穴，右手置针于穴上，令病人咳嗽一声，针入透于腠理，复令病人吹气一口，随吹针至分寸，待针沉紧时，转针头向病，以手循扣，觉气至，却回针头向下，觉针沉紧，令病人吸气一口，随吸出针，急闭其穴（谓一手急捻①孔是也）。虚羸气弱痒麻者补之。

泻法

左手揥穴，右手置针于穴上，令病人咳嗽一声，针入于腠理，复令病人吸气一口，随吸气入针至分寸，觉针沉紧，转针头向病所，觉气至病，若觉病退，便转针头向下，以手循扣，觉针沉闷，令病人吹气一口，随吹气一口，徐出其针不闭其穴，命之曰泻。丰肥坚硬疼痛者泻之。

《素问》泻必用方补必用员

夫泻必用方，以气方盛也，以月方满也，以日方温

---

① 捻：原作"然"，据《普济方》改。

也，以身方定也，以息方吸而纳针。及复后其方吸而转针，及复后其方呼而徐引针，故曰泻。

夫补必用员，员者行也，行者移也。行谓行不宣之气，移谓移未复之脉。故刺必中其荣，及复后吸而推针至血，故员与方非针也。余不知圣人之意，请后之明达之士详究焉。

春夏刺浅秋冬刺深

《内经》曰：病有浮沉，刺有浅深，各正其理，无是其道。然春夏为阳，其气在外，人气亦浮，凡刺者，故浅取之。秋冬为阴，其气在内，人气在脏，凡刺者，故当深取之。又言：春夏各致一阴，秋冬各致一阳。秋冬各致一阳者，谓春夏为阳，谓阴所养，故刺之各致一阳。秋冬为阴，谓阳所养，故刺之各致一阴①。春夏温必致一阴者，谓下针深刺至肾肝之部，得其气，针便出之，是以引持之阴也。秋冬寒必致一阳②者，谓下针浅刺至心肺之部，得气推而纳之良久出针，是推纳之阳也。故《素问》曰：春夏养阳，秋冬养阴也。

呼吸补泻

补泻者，言呼吸出纳以为其法。然补之时，从卫取

---

① 秋冬为阴，谓阳所养，故刺之各致一阴：此句原无，据《普济方》补。
② 致一阳：此下原重"致一阳"三字，据《普济方》删。

气也。取者，言其有也。《素问①》曰：必先扪而循之，切而散之，推而按之，弹而弩之，爪而下之，通而取之。外引其门，以闭其神，呼尽纳针，静以久留。以气至为故，如待贵宾，不知日暮，其气以至，适而自护。候吸引针，气不得出，各在其处，推阖其门，令神气存，大气留止，故命曰补，是取其气而不令气大出也。当泻之时，从荣置气也，置其气而不用也。故《素问》曰：吸则纳针，无令气忤，静以久留，无令邪有。吸则转针，以得气为故，候呼引针，呼尽乃去，大气皆出，故命曰泻。泻者，是置其气而不用也。若阳气不足而阴血有余者，当先补阳而后泻阴；阴血不足而阳气有余者②，当先补其阴，而后泻其阳。以此则阴阳调和，荣卫自然通行，此为针之要也。

寒热补泻

假令补冷，先令病人咳嗽一声，得入腠理。复令病人吹气一口，随吹下针，至六七分，渐进肾肝之部，停针。徐徐良久复退针一豆许，乃捻针，问病人觉热否？然后针至三四分，及心肺之部，又令病人吸气纳针，捻针，使气下行至病所。却外捻针，使气上行，直过所针

---

① 素问：此二字原倒，今改正。
② 当先补阳……阳气有余者：原缺，据《普济方》补。

穴一二寸，乃吸而外捻针出，以手速按其穴，此为补。

夫病后热者，治之以寒也何如？须其寒者，先刺入阳之分，后得气推纳至阴之分。复令病人地气入而天气出，谨按生成之息数足，其病人觉清凉矣。夫病恶寒者，治之以热也何如？须其热者，先刺入阴之分，后得气徐引针，至阳之分，复令病人天气入而地气出，亦谨按生成之息数足，其病人①自自觉知暖矣。

生成数法生五加

冷补之时，使气至病所②，更用生成之息数，令病人鼻中吸气出，自觉热矣。

当热泻之时，使气至病所，更用生成之息③数，令病人鼻中出气，口中吸气，按所病脏腑之数，自觉清凉矣。

手指补泻

经云：凡补泻，非必呼吸出纳，而在乎手指何谓也。故动、摇、进、退、搓、盘、弹、捻、循、扪、摄、按、爪、切者是也。今略备于后。

动：动者，如气不行，将针伸提而已。

---

① 人：原缺，据《普济方》补。
② 所：原缺，据《普济方》补。
③ 息：原缺，据《普济方》补。

退：退者①，为补泻欲出针时，各先退针一豆许，然后却留针，方可出之，此为退也。

搓：搓者，凡令人觉热，向外针似搓线之貌，勿转太紧。治寒而里卧针，依前转法，以为搓也。

进：进者，凡不得气，男外女内者，及春夏秋冬各有进退之理，此之为进也。

盘：盘者，为如针腹部，于穴内轻盘摇而已，为盘之也。

摇：摇者，凡泻时，欲出针，必须动摇而出者是也。

弹：弹者，凡补时，可用大指甲轻弹针，使气疾行也。如泻，不可用也。

捻：捻者，以手捻针也。务要识乎左右也，左为外，右为内，慎记耳。

循：循者，凡下针于属②部分经络之处，用手上下循之，使气血往来而已是也。

经云：推之则行，引之则止。

扪：扪者，凡补时，用手扪闭其穴是也。

摄：摄者，下针如气涩滞，随经络上，用大指甲上下切其气血，自得通行也。

按：按者，以手捻针无得进退，如按切之状，是也。

---

① 者：原缺，据《普济方》补。
② 属：《医学纲目》作"所"。

爪：爪者，凡下针用手指作力置针，有准也。

切：切者，凡欲下针，必先用大指甲左右于穴切之，令气血宣散，然后下针，是不伤荣卫故也。

迎随补泻

经云：东方实而西方虚，泻南方而补北方，何谓也？此实母泻子之法，非只刺一经而已。假令肝木之病实，泻心火之子，补肾水之母，其肝经自得其平矣。五脏皆仿此而行之。

夫妇配合

大言阴与阳，小言夫与妇，阴日阴时则当刺阴干，阳日阳时则当刺阳干，故阴阳者气血也。阴日血先气后，阳日气先血后。经云：荣行脉中，卫行脉外。故阴日虽遇阳时，刺阴干者何也？盖阴日血先行引气，后随血入脉中而行，此为妇有气，夫往从之者，故阴干是也。故阳日虽遇阴时，刺阳干者何也？盖阳日气先行引血，后随气流注在脉外而行，此为夫有气，妇往从之者，故阳干是也，如斯之论，此之谓也。

古法流注

经云：其气始从中焦注手太阴阳明，阳明注足阳明太阴；太阴注手少阴太阳，太阳注足太阳少阴；少阴注手心主少阳，少阳注足少阳厥阴；厥阴注还于手太阴。如环无端，周流不息，昼夜行流，与天同度。此法如气血所旺之经络，于一经中井荥俞经合，迎随而补泻之。亦用东方实而西方虚，泻南方而补北方是也。

杂忌法

杂忌法有数端。经云：恶于针石者，不可与言于至巧；气血羸劣者，不可刺；久病笃危者，不可刺；大寒大热、大风大雨、大饥大饱、大醉大劳，皆不可刺。然大寒无刺，令病人于无风暖室中，啜以粥食，饮以醪酪，令病人无畏寒气，候气血调匀，然后可刺。如此治之，无疾不愈。余皆仿些而行之。经云：无刺漉漉之汗，无刺混混之脉，无刺熇熇之热，此之谓也。

针灸避忌太一之图序

经曰：太一日游，以冬至之日，始居于叶蛰之宫。

从其宫数所在，日徙一处，至九日复反于一。常如是无已，周而复始，此乃太一日游之法也。其旨甚明，别无所隐。奈行针之士，无有知者，纵有知者，秘而不传，致使圣人之法，罕行于世，良可叹也。仆虽非医流，平昔尝留心于医，言之闻之彻知其详。知而不述岂仁乎？辄以短见，遂将逐①节太一所直之日，编次成图。其图始自八节得主之日，从其宫至所在之处，首一终九，日徙一宫，至九日复反于一。周而复始，如是次而行之。计每宫各得五日，九之则一节之日悉备。今一一条次，备细开具于逐宫之内，使观者临图，即见逐节太一所直之日在何宫内，乃知人之身体所忌之处，庶得行针之士，知而避之，俾人无忤犯太一之凶，此仆之本意也。仆诚非沽名者，以年齿衰朽，恐身殁之后，圣人之法湮没于世，故编此图，发明厥旨，命工镌石传其不朽，贵得其法与时偕行焉，览者勿以自炫见诮②。时大定③丙午岁上元日，平水闲邪瞆叟述。

冬至叶蛰宫说

冬至叶蛰宫图按周身立法，取九宫方位。离为上

---

① 逐：原作"递"，据《铜人图经》改。
② 诮：原作"谓"，据《铜人图经》改。
③ 时大定：原作"曾人走"，据《铜人图经》改。

部，中五为中部，坎为下部，巽坤为二肩臂，震兑为左右胁，乾艮为左右二足。太一游至处，禁忌针灸。若起①叶蛰宫，取冬至一日为首，他皆仿此。

	坤		离		巽
	忌戊申己未 玄委宫 立秋 （二）		忌丙午 上天宫 夏至 （九）		忌戊辰己巳 阴落宫 立夏 （四）
兑	忌辛酉 仓来宫 秋分 （七）		忌乙酉②戊巳 招遥宫 中州 （五）		忌乙卯 仓门宫 春分 （三）	震
	忌戊戌己亥 新落宫 立冬 （六）		忌壬子 叶蛰宫 冬至 （一）		忌戊寅己丑 天留宫 立春 （八）
	乾		坎		艮

太一血忌之图

经曰：身形之应九野，左足应立春，其日戊寅、己丑；左胁应春分，其日乙卯；左手应立夏，其日戊辰、己巳；膺喉首头应夏至，其日丙午；右手应立秋，其日戊申、己未；右胁应秋分，其日辛酉；右足应立冬，其

---

① 起：原作"走"，据《普济方》改。
② 乙酉：《普济方》作"诸"。

日戊戌、己亥；腰尻下①窍应冬至，其日壬子；六腑膈下三脏应中州，其大概禁太一所在之日及诸戊巳。凡此九者，善候八正，所主左右上下，身体有疾病疮肿欲治，无以其所直之日刺之，是谓天忌日。

附： 针灸杂说

建安后学窦桂芳类次

月内人神所在之图（新添逐日辰忌）

一日在足大趾厥阴分，刺之跗肿。

二日在足外踝少阳分，刺之筋经缓。

三日在股内少阴分，刺之少腹痛。

四日在腰太阳分，刺之腰偻无力。

五日在口太阴分，刺灸之舌强。

六日在两手阳明分，刺之咽喉不利一云在足小趾。

七日在内踝少阴分，刺灸之阴经筋急。

八日在手腕太阳分，刺灸之腕不收。

九日在尻厥阴分，刺灸之病结。

十日在腰背太阳分，刺灸之腰背偻。

十一日在鼻柱阳明分，刺灸之齿面肿。

---

① 尻下：原作"尾于"，据《铜人图经》改。

十二日在发际少阳分，刺之令人耳重听。

十三日在牙齿少阴分，刺灸之气寒。

十四日在胃脘阳明分，刺之气肿。

十五日在遍身，不宜补泻，针灸大忌。

十六日在胸太阳分，刺之逆息。

十七日在气冲阳明分，刺之难息。

十八日在股内少阴分，刺之引阴气痛。

十九日在足跗阳明分，刺灸之发肿。

二十日在内踝少阴分，刺之经筋挛。

二十一日在手小指太阳分，刺之手不仁。

二十二日在足外踝少阳分，刺之经筋缓。

二十三日在肝及足厥阴分，刺之发转筋。

二十四日在手阳明分，刺灸之咽喉中不利。

二十五日在足阳明分，刺灸之胃气胀。

二十六日在胸太阴分，刺灸之令人喘嗽。

二十七日在膝阳明分，刺之足经厥逆。

二十八日在阴少阴分，刺之少腹急痛。

二十九日在膝胫厥阴分，刺之筋痿少力。

三十日在足跗，此日忌针灸。

每月血支

| 正月丑 | 二月寅 | 三月卯 | 四月辰 |
| 五月巳 | 六月午 | 七月未 | 八月申 |

九月酉　　十月戌　　十一月亥　十二月子

每月血忌

正月丑　　二月未　　三月寅　　四月申
五月卯　　六月酉　　七月辰　　八月戌
九月巳　　十月亥　　十一月午　十二月子

定十二支人神

子目丑耳寅胸前，卯齿辰腰巳手间，
午心未足申头上，酉膝戌阴亥在胫，
此是人神十二支，针灸避之获康安。

释运气定日下血气法

井荥逐日建时功，十日循还是一宫。
血气相迎行脏腑，通流十干本元宗。
阳日从卫先行气，阴日从荣血可通。
阳日气先脉出外，阴日脉内血先从，
气先血后还行腑，行脏荣先气后攻。
阳干五行补五腑，阴干行脏五行同。
井荥流注俞经合，用建通流日下穷。
连转五遭成五十，遍行脏腑五行终。

释流注逐日时开穴法

甲窍阴，乙大敦，丙少泽，丁少冲，戊厉兑，己隐白，庚商阳，辛少商，壬至阴，癸涌泉。

释流注十二经络所属法

手太阴肺经穴：少商鱼际与太渊，经渠尺泽肺相连（肺之经辛）。

手阳明大肠经穴：商阳二三间合谷（四穴），阳溪曲池大肠原（大肠经庚）。

手少阴真心经穴：少冲少府属于心，神门灵道少海寻（心之经丁）。

手太阳小肠经穴：少泽前谷后溪腕，阳谷小海小肠经（小肠经丙）。

足厥阴肝经穴：大敦行间太冲看，中封曲泉属于肝（肝之经乙）。

足少阳胆经穴：窍阴侠溪临泣胆，丘墟阳辅阳陵泉（胆之经甲）。

足太阴脾经穴：隐白大都太白脾，商丘阴陵切要知（脾之经己）。

足少阴肾经穴：涌泉然谷太溪穴，复溜阴谷肾之经（肾之经癸）。

足阳明胃经穴：厉兑内庭陷骨胃，冲阳解溪三里随（胃之经戊）。

足太阳膀胱经穴：至阴通谷束京骨（二穴），昆仑委中是膀胱（膀胱经壬）。

手厥阴心包经穴：中冲劳宫心包络，大陵间使曲泽传（心包络经乙）。

手少阳三焦经穴：关冲液门并中渚，阳池支沟天井原（三焦经申）。

释流注十二经动脉源穴所出法

甲出丘墟乙太冲，丙归腕骨是原中；丁出大陵原内过，戊胃冲阳气可通；己出太白庚合谷，辛缘本出太渊同；壬归京骨①期中过，癸出之时太溪空②。

十二经配十二支

寅属肺，卯属大肠，辰属胃，巳属脾，午属心，未属小肠，申属膀胱，酉属肾，戌属心主，亥属三焦，子属胆，丑属肝。

十二经配合

膀胱配肾，胆配肝，脾配胃，肺配大肠，心包络配三焦，心配小肠。

论九针孔穴应候诀

九针者，上应天地，下应四时阴阳

---

① 京骨：原作"京谷"，据《普济方》改。
② 空：原作"窍"，据《普济方》改。

一天　二地　三人　四时　五音　六律　七星　八风　九野

身形以应：一皮，二肉，三脉，四筋，五声骨，六阴阳①，七睛齿，八风，九窍。

九针各有攻病之能：一镵针，二员针，三锃针，四锋针，五铍针，六圆②利针，七毫针，八长针，九大针。

旁通十二经穴流注孔穴图

	肺	心	肝	脾	肾	心包络
春刺井木	少商	少冲	大敦	隐白	涌泉	中冲
夏刺荥火	鱼际	少府③	行间	大都	然谷	劳宫
季夏刺输土	太渊	神门	太冲	太白	太溪	大陵
秋刺经金	经渠	灵道	中封	商丘	复溜	间使
冬刺合水	尺泽	少海	曲泉	阴陵泉	阴谷	曲泽
	大肠	小肠	胆	胃	膀胱	三焦
所出为井金	商阳	少泽	窍阴	厉兑	至阴	关冲
所流为荥水	二间	前谷	侠溪	内庭	通谷	液门
所注为输木	三间	后溪	临泣	陷谷	束骨	中渚
所过为原	合谷	腕骨	丘墟	冲阳	京骨	阳池
所行为经火	阳溪	阳谷	阳辅	解溪	昆仑	支沟
所入为合土	曲池	小海	阳陵泉	三里	委中	天井

---

① 阴阳：原作"阴"，据《普济方》改。

② 圆：原作"所"，据《灵枢·九针论》改。

③ 少府：原作"少筋"，据《铜人图经》改。

离合真邪直说

古有离合真邪云者，盖圣人欲使其真邪相离，而勿合之谓也。若邪入于真，则真受其蠹，而不遂其纯一之真，真之不[1]遂，则其所谓真也。罹害有不可言者，真被乎邪，则邪窃其柄，而肆其横逆之邪。邪之既横，则其邪为患，复可胜言哉，呜呼！真邪之不可合也如此。胡为真，胡为邪？真之为言也，天理流行，赋与万物，得以为生者皆真也，圣人保如持盈；邪之为言也，天地间非[2]四时五行之正气，而差臻[3]迭至者皆邪也。圣人避之，犹避矢石，其防微杜渐之严，如是者，渊有旨哉。盖真立则邪退，邪厉则真残[4]。邪固可除，真尤宜养[5]。养真之道，无须异求。但饮食男女，节[6]之以限，风寒暑湿，御之以时；复能实慈恕以爱人，虚中而应物，念虑必为之防，举止必为之敬，如斯内外交养周备，则吾之生，不求生而生，无斯寿而寿矣。不然，摄养少或不严，则六邪乘隙竞入，诸疾交生，众害并作，则吾生之真，所与存者几希。故圣人忧之，为揆度权衡机宜所

---

① 不：原缺，据《普济方》《卫生宝鉴》补。
② 非：原作"盈"，据《普济方》改。
③ 差臻：原作"盖非"，据《普济方》改。
④ 残：《普济方》作"浅"，据《卫生宝鉴》改。
⑤ 尤宜养：原作"先其"，据《卫生宝鉴》《普济方》改。
⑥ 节：原作"即"，据《普济方》《卫生宝鉴》改。

在，示以克邪之方，使屏之如雪污拔刺而无遗者以此。古人有云：植德务滋，除恶务本，亦此意也。然去之邪之方，经所具①存，再拜遗诠敬谨录。

---

① 具：原作"其"，据《卫生宝鉴》《普济方》改。